Spontanes Selfie des Autors 2019 nach einer Schicht:

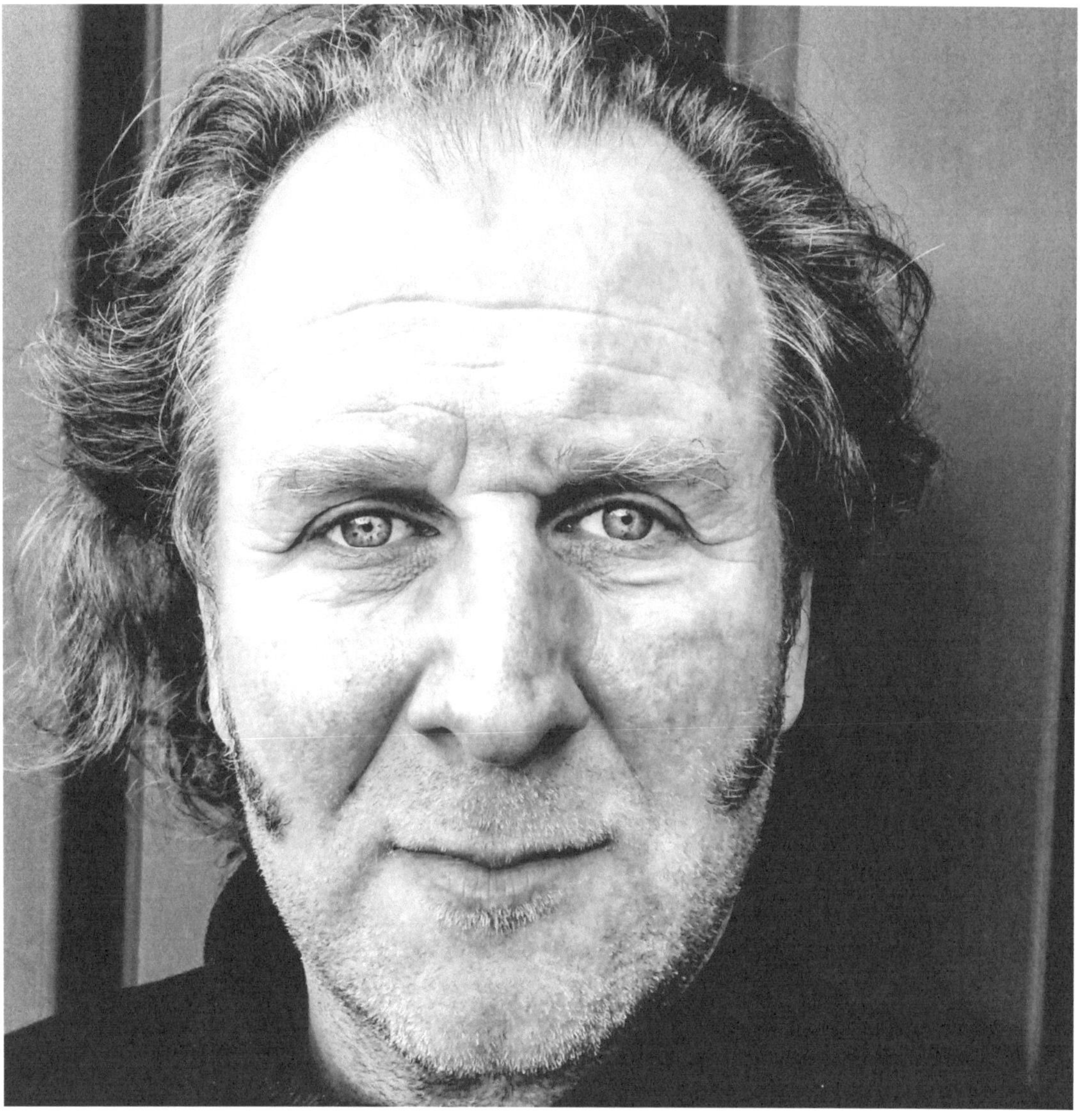

www.BETREUUNGSALLTAG.de

"Erleuchtung bedeutet nicht vorgezogenen Alzheimer. Vielmehr geht es um den Unterschied zwischen psychologischer Zeit und Uhrzeit. Die Uhr darf weiter ticken. Es ist die psychologische Zeit, die im Satsang abgeschafft wird. Die gedankliche Beschäftigung mit Vergangenheit und Zukunft. Und sollen wir etwa nicht unsere Vergangenheit aufarbeiten? Und die Ursachen unserer Probleme oder Konditionierungen erforschen? Nein, das brauchen wir nicht, sagen die Erwachten, Befreiten, Erleuchteten. Im Satsang stellt sich dieses Gefühl vollkommener Präsenz, in der nichts mehr nötig ist, ganz von selbst ein. Das ist vermutlich die erstaunlichste und unverschämteste Botschaft der Erwachten und Erleuchteten: Es gibt kein Ich. Der Unterschied wird also gemacht zwischen dem Ich und dem Selbst. Auch zwischen Ego und Selbst, wie es gelegentlich im Satsang heisst, oder zwischen Ego und Sein. Im Moment der Klarheit identifizieren wir uns nicht länger mit dem Körper und mit dem, was wir Persönlichkeit genannt haben. Wir erkennen uns als reines Bewusstsein. Oder als Gewahrsein. Erleuchtung ist dem Ich nicht möglich. Erwachen ist ja die Erkenntnis, dass es kein Ich gibt. Genau deshalb gibt es auch niemanden, der erwachen kann. In dem Moment, wo er erwacht, merkt er ja, dass es ihn gar nicht gegeben hat. Deshalb gibt es auch keinen Erleuchteten."

Dietmar Bittrich & Christian Salvesen:
DIE ERLEUCHTETEN KOMMEN (2002)

Tom Holzapfel

Mit Gastbeiträgen von Harald Sack Ziegler, RoN Schmidt, Tanja Lulu Play Nerd, Oskar Kabel, Pier Zellin, Der Digitalpoet und Christian Holzapfel

SENIOREN ZEN

Integrative Empathie durch ZEITLUPENBEWUSSTSEIN :

AKTIVIEREN STATT PASSIVIEREN !

Hrsg. G&GN-Institut

DER AUTOR *(www.TomHolzapfel.de)*

Tom Holzapfel alias Tom de Toys, geb. am 24.1.1968 in Jülich, lebt seit 2012 in Düsseldorf. Machte 1989 eine Lochismus-Erfahrung, die seine direkte Dichtung als *"Neuropoesie"* initiierte. Gründete 1990 das Institut für Ganz & GarNix (g-gn.de), entdeckte 1994 als Liebeslyrik-Therorie die *"Erweiterte Sachlichkeit"* (liebe2go.de), gewann 2000 den ersten Nahbellhauptpreis (poesiepreis.de), erfand 2001 die Quantenlyrik (quantenlyrik.de) und gründete seine Trademark POEMiE™. Seit 2015 Anhänger von Nullyoga und Gastautor bei der LDL (Liga der Leeren). Organisierte bis 2017 drei Offlyrikfestivals (lyrikfestival.de). 2017/2018 Ausbildung zur ***"Zusätzlichen Betreuungskraft"*** für demente und depressive Senioren mit Pflegegrad (betreuungsalltag.de). Reanimierte 2019 seine Klavierreform von 1986 *"Das Desinteressierte Klavier"* als Nondualjazz (nondualjazz.de). Arbeitet 2023-2028 als Chauffeur für Trauergäste auf dem D'dorfer Nordfriedhof (friedhofsfahrer.de). Alle lieferbaren Bücher @ www.Neurogermanistik.de

Publikationen (Auswahl):

1989 "Die Mystische Inflation"
1990 "DAS LETZTE BUCH" (Kunstkatalog)
1993 "JeDaZeitBereit"
2000 "ÜBERWELTIGUNG"
2007 "LOCHiSMUß LEiCHTGEMACHT"
2014 "ZIELE DER ZÄRTLICHEIT" (Upgrade 2024)
2015 "BODENLOS VERWURZELT WIE EIN STERN" (Upgrade 2025)
2018 "NEUROSMOG – ABGRUNDTIEFE WELTROUTINE"
2021 "IST DAS SOCIAL BEAT ODER KANN DAS WEG?"
2023 "AM ENDE LIEGEN ALLE FEINDE NEBENEINANDER"
2024 "WARUM CÉZANNE DAS AGGERTAL GELIEBT HÄTTE" (Fotos)

ERWEITERTES UPGRADE 2025 DER ORIGINALAUSGABE VON 2020

Verlag: BoD · Books on Demand GmbH, In de Tarpen 42, 22848 Norderstedt, bod@bod.de
Druck: Libri Plureos GmbH, Friedensallee 273, 22763 Hamburg
ISBN: 978-3-7693-3816-4

in Gedenken an
meine Dichterfreunde
Karl-Johannes Vogt
und Peter Rech

VORWORT

Du hast es irgendwie hingekriegt, Dir ein Zeitfenster zu schaffen, um dieses Buch aufzuschlagen, und bist jetzt mit mir zusammen genau hier auf dieser Seite gelandet. Das ist eine super Voraussetzung dafür, dass dieses Buch überhaupt von mir geschrieben werden kann; denn ich brauche das seltsame Gefühl, nicht alleine zu sein, sondern zu spüren, dass Du meine Gedanken in diesem Moment liest. Wenn wir das durchhalten und uns nicht ablenken lassen, dann könnte es durchaus passieren, dass ein paar sinnvolle Überlegungen aus unserer heimlichen Verbindung entstehen. Das klingt vielleicht etwas albern oder sogar leicht esoterisch, aber es ist nur ein Trick, um etwas Brauchbares aus dem Nichts zu erschaffen. Du hast es ganz richtig gelesen: aus dem NICHTS. Dieses konkrete Nichts ist das leere Papier, auf das wir nun beide verzweifelt starren, wenn wir die Seite umblättern:

GENAU DAS!

Um was geht es hier eigentlich? Der Autor hat seine Erfahrungen nicht nur im Umgang mit ungewollt entschleunigten alten Menschen gesammelt, sondern schon viele Jahre vorher im Umgang mit sich selbst, als er aufgrund einer sogenannten "somatoformen Schmerzstörung" gezwungen war, seine eigene Tendenz zur hyperaktiven Dauerkreativität zu hinterfragen. Das Endergebnis war nach einer Odyssee aus Psychosynthese-Sitzungen, Psychosomatischer Klinik, einjähriger ambulanter Gesprächstherapie und danach noch einigen Wochen Tagesklinik ganz einfach: *"Haben Sie etwas MEHR GEDULD mit sich, Herr Holzapfel!"*, wie es die Einzeltherapeutin bereits am Ende des Klinikaufenthaltes formuliert hatte. Das saß! Ich schluckte, bedankte mich und setzte den Therapietrip so lange fort, bis ich irgendwann an den Punkt kam, wo meine ewig ratternde innere Stimme schwieg und ich zwei Wochen lang Löcher an die Decke starrte, ohne etwas zu suchen, zu wollen oder zu vermissen. Endlich war Ruhe im Karton. Ich hatte mein BOREOUTYOGA entdeckt...

Das war definitiv die allerbeste Voraussetzung für eine Ausbildung zum Betreuer (oder auch Alltagsbegleiter bzw. Präsenzkraft); denn die Zauberformel, um die alles in diesem Berufsfeld kreist, lautet INTEGRATIVE VALIDATION, und das ist nichts anderes als die Fähigkeit, einem Menschen wertschätzend offen, geduldig und neugierig ganz gegenwärtig, aufmerksam, achtsam im Augenblick zu begegnen. Ja, lieber Leser, das sind große Worte, so mühelos hingeschrieben, als sei es das Selbstverständlichste der Welt, **GANZ GEGENWÄRTIG** zu sein und den Anderen wirklich zu sehen, ihm zuzuhören und in seiner Eigenart zu akzeptieren, obwohl man vielleicht lieber schreien und wegrennen möchte, weil man nicht länger erträgt, was man geboten bekommt, womit man klarkommen soll, ohne die Augen zu verdrehen und entnervt in die Zigarettenpause zu flüchten. Aber das wirklich Verrückte an dieser Sache mit der Gegenwärtigkeit (und warum sie funktioniert), ist dieser simple Umstand, dass sich das eigene Ich quasi in Luft auflösen kann und man nur noch aus purer Wahrnehmung besteht.

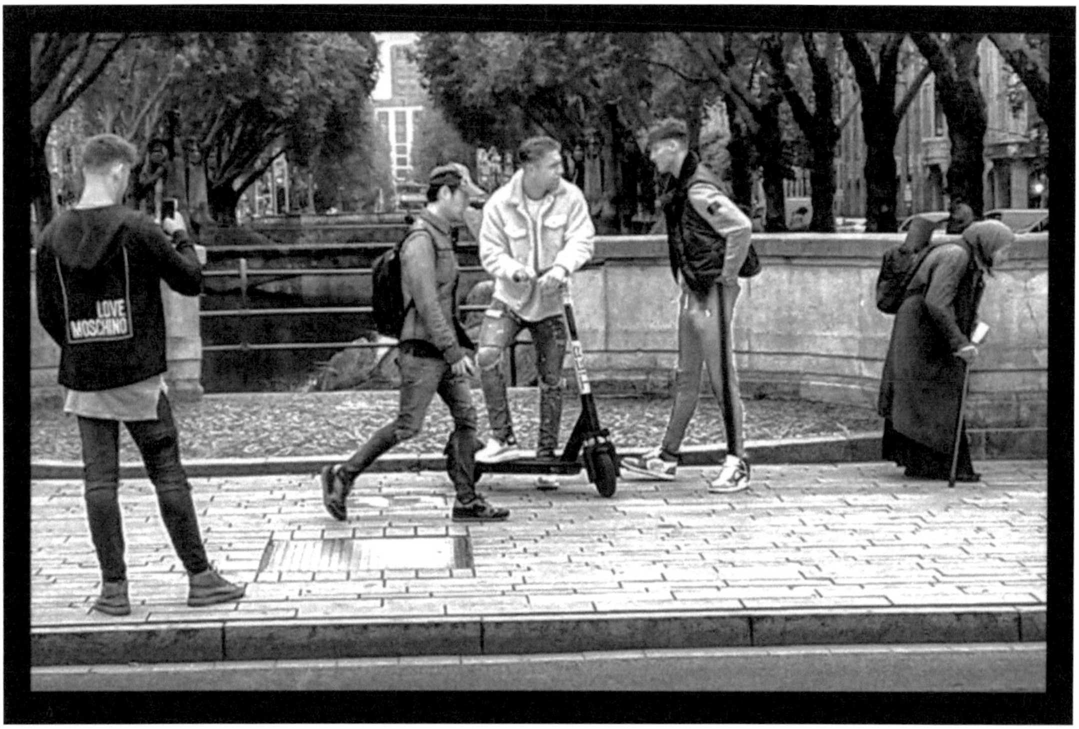
LOVE
MOSCHINO

1. KAPITEL

Ich überfordere Dich ein klein wenig mit dem Galopp meiner Gedanken, aber wir kommen noch früh genug zur Ruhe, wenn wir weit genug sind, um das Gesagte zu einem Puzzle zusammenzufügen! Zunächst wollen wir einfach nur die Erfahrungen sammeln, an die wir uns aus dem Alltag erinnern, und schauen, was da zusammenkommt. Falls sich unter meinen Lesern Kollegen aus der Pflege oder Betreuung befinden, haben wir es recht leicht, aus einem Pool immer wiederkehrender Muster zu schöpfen. Man redet nicht ohne Grund von dem Filmtitel *"Täglich grüßt das Murmeltier"* wie von einem Slogan, um sich zum hundertsten Mal auf dieselbe Situation einzulassen, die schon gelöst war und als erledigt galt. Nein, meine Damen und Herren Geschworenen, es geht wieder von vorne los, mit derselben Bemerkung, demselben Anliegen, derselben Unzufriedenheit, demselben Wunsch und denselben Verzweiflungen, Ängsten und Sorgen.

Das ist der Heimalltag, das Gruselige an der Demenz und dem Gefühl, in einem Irrenhaus* voller Zombies* zu arbeiten, und der Traurigkeit darüber, dass keiner mehr über das Kuckucksnest fliegt, sondern alle hier unten sediert werden, nicht nur durch Psychopharmaka, sondern allein durch das Wissen um den eigenen Zustand als Endstation Sehnsucht oder eher Sehnsuchtsbetäubung. Wer in einem Heim einzieht, der verlässt dieses Haus in der Kiste. Die einen nach Jahren, die anderen nach einigen Wochen oder Monaten, aber so viel ist sicher: bist Du einmal hier hin umgezogen, ist alles davor weg. Die Vergangenheit ist nur noch und nicht mehr als **totale Vergangenheit**, das gelebte Leben war ein gelebtes oder auch mehr oder weniger nicht gelebtes, ein glückliches oder unglückliches, aber es war Dein Leben, und nun nicht mehr. Punkt. Aus. Schluß. Aus und vorbei. *"Vorbei? Was? Ich soll ein Zombie sein"*, fragst Du, *"ein verwahrlostes, trostloses, trauriges, inkompetentes, inkontinentes, zerbrechliches Etwas auf dem Abstellgleis der Gesellschaft?"* NEIN!

Das ist nicht wahr! Wir sind bis zum bitteren Ende wertvolle, liebenswürdige Wesen, die den Respekt verdient haben, mit Würde und Anstand behandelt zu werden! Auch wenn wir zu penetranten Nervensägen* mutieren, die sich selber kaum mehr ertragen: WIR SIND MENSCHEN! Und tragen eine komplette Geschichte mit uns herum, eine Lebensgeschichte, die uns geprägt hat und zu der Endstation führte, an der wir in Frieden zur Ruhe kommen wollen, um irgendwann loslassen zu können und zu gehen, die anderen zurückzulassen auf ihren Stammplätzen, an denen sie tagein tagaus sitzen und sitzen

und

sitzen und

sitzen und

warten und

warten und

warten und

warten...

"Hallo? Hallo?! Haaaallooooo!!!!!! Können Sie mich mal bitte aufs Zimmer bringen? Ich muß mal! Wo ist denn die Toilette? Wann gibt es Essen? Wann kommt meine Frau? Meine Tochter? Mein Vater? Meine Kinder? Wo sind all die Sachen hin? Ich will nach Hause. Ich brauche Geld. Ich habe Hunger. Ich habe KEINEN Hunger. Mir ist ALLES geklaut worden. Wer sind Sie?" Der Tom. Ich heiße Tom. Ich bin jeden Tag hier. ***"Aha, der Tom. Kennen Sie mich?"*** Ja, ich habe Sie schonmal gesehen, Sie sind doch die Frau X, oder? ***"Tja... also... wenn Sie das sagen."*** Ja? ***"Ja."*** Ja, Frau X, ich bin gerne hier bei Ihnen. Die Bluse steht Ihnen hervorragend, Sie sehen ganz beaubernd darin aus, die Farbe steht Ihnen wirklich gut. ***"Ja? Meinen Sie? Och, das ist mir noch gar nicht aufgefallen. Aber wenn Sie es sagen."*** Darf ich Ihnen ein Glas Sprudel einschenken? ***"Ja, gerne."*** Ach, da trink ich doch auch mal ein Glas mit. Zu Ihrem Wohl! Zum Wohl! Zum... Wohl. ZUM WOHL. Zum. Wohl!!! Zum Wohl. Lecker!

Aaaah! Das tut gut, so ein Schluck Wasser! Nicht wahr? Lecker. Erfrischend. Mannometer, hatte ich einen DURST! // Und wieder Stille. Schweigen. Nebeneinander sitzen und warten. Warten auf einen nächsten Impuls des Bewohners. Nicht voreilig kommunizieren, nur um die Stille kaputt zu treten. Nein, diese Stille ist produktiv, sie ist die wahre Erholung von all diesen gutgemeinten Worten, den viel zu vielen Worten, dem ganzen Blabla der Betreuung. SAG NICHTS! BLEIB EINFACH SITZEN! BLEIB NEBEN DEM MENSCH SITZEN UND WARTE MIT IHM GEDULDIG AUF EINEN ECHTEN GRUND, WIEDER AKTIV ZU WERDEN! Solange es keinen Grund gibt, bleib einfach sitzen. Sit…ZEN. Senioren-Zen. Das große Sitzen. Das Warten auf Godot ohne Godot. Für die einen ist Gott der ferne Godot, der sie eines Tages holt. Für die anderen gibt es da nichts, worauf man warten kann. Man wartet ohne Grund, sitzt einfach herum und WARTET.

2. KAPITEL

In diesem Warten steckt die gesamte Weisheit des Augenblicks. Aber wie ist das möglich? Und wer hat dazu überhaupt Zeit? Nenn mir einen vernünftigen Grund, um zu warten! Das ist purer Luxus, den wir nicht haben! Wir haben keine Zeit, um auf gar nichts zu warten! Hier laufen Rituale ab, die Routine der Abläufe der regelmäßigen Pflichtkür. *"Ich kann es mir überhaupt nicht leisten, herum zu sitzen wie die Bewohner, und einfach nur Däumchen zu drehen."* DÄUMCHEN DREHEN? Nein, davon rede ich ganz und gar nicht. Die Weisheit liegt auf einer anderen Ebene als der Stress, mit der Arbeit durchkommen zu müssen. Da liegt allerdings auch das Problem mit der Pflege im Gegensatz zur Betreuung: die Pflege erfordert gewisse Abläufe und wenn es in diesen Ritualen zu Verzögerungen kommt durch unvorhersehbare Ereignisse, weil wir eben alle nur Menschen sind und keine Roboter, dann ist eben Stress angesagt und der kann die Laune auch schonmal nach unten drücken. Wie kann man also trotz Stress und Hektik die Laune und sogar die Ruhe bewahren? Oder: wer kann das? Oder: wer darf das eigentlich? Wenn ein Pfleger es schafft, sein Ich bei der Arbeit abzulegen, hat er gewiss einen Vorteil gegenüber demjenigen, der jeden Stress auf sich selbst bezieht und dann mit seinem aufgeblasenen Ich gegen den Stress rebelliert und schlechte Laune verbreitet, herumjammert, dass alles mal wieder so anstrengend und unnötig sei, und dann womöglich noch Sündenböcke sucht, um die Schuld für den Stress nicht bei sich selber zu finden oder zumindest die armen Bewohner vor sich zu verschonen; denn die Bewohner haben ein Recht auf die Hilfe, die Krankenkasse zahlt dafür. Also die Unzufriedenheit, die durch den Stress aufkommt, darf an den Bewohnern nicht ausgelassen werden. Der ganze Personalmangel, der das Zeitmanagement auf den Etagen in eine Pflege-Apokalypse verwandelt, muss irgendwie vor den Bewohnern vertuscht werden, damit die in Ruhe sitzen (und warten) können, ohne den Stress auf sich zu übertragen und dann Symptome zu produzieren, die tatsächlich unnötig sind, so unnötig, dass ich mich als Betreuer dann innerlich aufrege, weil ich nur denke: oh Mann, Herr Kollege, hättest Du Dir nur **EINE EINZIGE MINUTE** länger erlaubt, der Dame gerecht zu werden, ihren geistigen Zustand in Deine Routine mit einzubauen, dann bräuchte ich jetzt nicht zu validieren und in der Doku "Krisenintervention" einzutragen. Jaja, VALIDIEREN, den ganzen Tag validieren, validieren, validieren! Im Grunde machen wir nichts anderes als zu validieren. Die Pfleger genauso wie die Betreuer. Die einen können es besser, haben Naturtalent, und die anderen sind eben unsensibler oder unsicherer, schwimmen nicht wie der Fisch im Wasser, sondern spüren ständig diesen Widerstand, der von der gesamten Atmosphäre ausgeht. Was ist das für eine Atmosphäre? Was ist das genau, was man da als Besucher erlebt, wenn man ein Pflegeheim betritt und sich die Luft irgendwie ändert, ohne dass man das richtig erklären kann? Da liegt auf einmal eine andächtige Stille in der Luft, ein Tattergreis* kurvt mit dem Rollator an einem vorbei und redet irgendein wirres Zeug vor sich her, überall sitzen Senioren herum und starren Löcher an die Wand oder sind kurz davor, irgendwas umzuwerfen, in den Mund zu nehmen oder dem Nachbarn vom Teller zu stibitzen. Von außen betrachtet kann eine Heimatmosphäre vermutlich schockierend anmuten, weil unsere gewohnte Logik hier versagt, die Verhaltensmuster nicht nach den Regeln der feinen Gesellschaft ablaufen, sondern alles chaotisch und willkürlich wirkt, ohne konkreten Sinn und Zweck erkennbar werden zu lassen. Die Wahrheit ist, dass der Sinn und der Zweck hier nicht mehr in der logischen Korrektheit irgendwelcher Regelwerke liegt, wie wir sie aus der Firma oder von Freizeitbeschäftigungen kennen, wo Menschen sich ständig einigen müssen, Kompromisse machen, um miteinander auszukommen, sondern hier herrscht der Zufall, die plötzliche Eingebung, der spontane Impuls, und die totale Gegenwart. Wenn man so will, ist das soziale Leben unter Dementen in einer gewissen Weise authentischer und lebendiger als bei den anständigen Bürgern, die gelernt haben, sich schön brav zusammenzureißen, die Gabel artig in der linken Hand zu halten, das Messer in der rechten, und mit vollem Mund nicht zu reden. Diese ganze verklemmte "gesunde" Art der Erwachsenen, die sich bemühen, nicht aufzufallen, nicht aus der Reihe zu tanzen, sich an die Vorgaben zu halten, die auf Verbotsschildern dazu auffordern, sich immer schön ruhig zu verhalten, diese scheinbar gesunde Fähigkeit, sich sozial zu verhalten, erzeugt die Krebsgeschwüre, Kopfschmerzen, Burnouts und Depressionen, weil wir gar nicht mehr wirklich authentisch sind, sondern wie die Surrogates (in dem Film mit Bruce Willis) herumlaufen und die wahren Zombies sind, vor denen man schreiend davonlaufen möchte, sich in der hintersten Ecke verkriechen wie ein zitternder Hund, der beim Lärm der Silvesterböller in Panik gerät. Die Senioren dagegen sind die unangepassten Eigenbrötler, bei denen man durchatmen kann, sein kann, wie man wirklich ist, kein Blatt vor den Mund nehmen braucht, weil sie sowieso merken, ob man sie belügt oder es ernst meint. Das ist die Atmosphäre des Augenblicks, die nichts als den Augenblick kennt und auch nichts anderes will als den Augenblick. Alles geschieht in diesem einmaligen, zufälligen Augenblick, weshalb es sich lohnt, in diesen ganz einzutauchen und zu erkunden, was in ihm alles vorhanden ist. Das ist **das Potenzial der Gegenwart !** Wir rennen nicht mehr fort, sondern kommen in diesem Augenblick an und verweilen in dieser Lücke zwischen den einzelnen Sekunden, als lauere dort eine ganze Stunde. In dieser Lücke offenbart sich urplötzlich ein Mikrogedanke, den wir ansonsten überhört hätten, ein Mikrogefühl, das wir überhaupt nicht wahrgenommen hätten, eine Erkenntnis, die wir noch nicht mal geahnt hatten. Uns sitzt ein Mensch gegenüber, in dessen Augen wir schauen, ohne gleich wieder wegzuschauen. Wir schauen uns einfach nur an. **In uns ruhend, entspannt, offen, geduldig und neugierig.** Da sitzen wir also nun endlich und begegnen uns.

3. KAPITEL

Von Begegnung wird ja in vielen Kontexten gerne geredet wie von einem Heiligtum, das sich nur Eingeweihten erschließt. In der Liebe zum Beispiel, besonders im meditativen Tantra, versuchen die Liebenden so sehr beieinander anzukommen, als ob sie komplett ineinander verschmelzen könnten, miteinander sozusagen ganz eins werden, wie die Mystiker sagen. Aber Begegnung passiert ja in jeder Sekunde in jeder Situation überall immerfort, sogar im Alleinsein mit sich, wenn man sich nur auf den eigenen Atem fokussiert und durch das Beben und Senken der Lungen die Ausmaße des eigenen Körpers im Raum empfindet, das zirkulierende Blut in sich pochen hört, und das Nervenflattern und elektrische Britzeln im Hirn spürt. Das sind so grenzwertige Selbsterfahrungen (für die man kein LSD braucht), bei denen man sich selbst begegnet oder bestenfalls sogar das Gefühl hat, so sehr mit sich eins zu sein, dass sich die

Selbstbegegnung mit einem Plopp in einem inneren Loch verschluckt und man die buddhistische Leere erlebt, in der es kein Ich mehr gibt, das etwas außerhalb von sich wahrnimmt, sondern nur noch die reine Wahrnehmung des Bewusstseins, ins Unendliche ausgedehnt, ohne Objekt, das von einem vermeintlichen Subjekt betrachtet wird. Das geht jetzt natürlich ein bisschen zu weit, meinst Du, wir reden hier nur von normaler Begegnung und zwar im Speziellen mit dementen Senioren, die keine Zenmeister sind, sondern sich nur ungewollt ähnlich verhalten wie Erleuchtete, aber eben mit allen möglichen Überraschungseffekten, die man von Zenmeistern nicht unbedingt erwarten kann, obwohl die auch für ihre spirituellen Schocker bei Schülern berühmt sind, damit diese Suchenden ein erleuchtetes Schlupfloch durch die Paradoxie von Koans hindurch entdecken. Das Schlupfloch, das wir allerdings suchen, ist jenes in jeder banalen alltäglichen Situation, die zur Bewältigung erfordert, sich auf völlig absurde Kommentare einzulassen, die man nicht nachvollziehen kann und die einen überfordern, wenn es schnell gehen soll ohne überflüssiges Drumherum. Man will weder **offen** noch **neugierig** noch **geduldig** sein, sondern das vorgegebene Programm durchziehen, um später erfolgreich abzuhaken, was der MDK (die Prüfungskommission, deren Erscheinen ein Heim manchmal wie Hexenjäger fürchtet) in den Akten finden will: Angebot angeboten, entweder mitgemacht oder abgelehnt. ALLES DOKUMENTIERT. Was sich nur schwer dokumentieren lässt, sind die wirklich wertvollen Momente, in denen zwischen Bewohnern und Betreuern

BEGEGNUNG
PASSIERT

, die zur **seelischen Balance** verlangsamter Senioren beiträgt, weil wir sie in ihrer radikalen Entschleunigung abholen, das Vergessen des nächsten Schrittes nicht als Verantwortung und Druck unserer eigentlich anvisierten Aufgabe empfinden, sondern gezwungen sind, das **Tempo des Stillstands** anzunehmen und letztlich mit aller grotesken Hingabe und Empathie zu spiegeln. Die Spiegelneuronen konnten ja angeblich nicht experimentell nachgewiesen werden, aber das macht nichts: die praktischen Spiegeleffekte, die bei radikalen, authentischen Begegnungen entstehen, sind das einzig Entscheidende, worum es geht, um am Ende der Schicht mit einem guten Gefühl nach Hause gehen zu können. Das sind die kleinen Anekdoten, die man sich dann gerne erzählt, um den Mut nicht zu verlieren, weil diese geistige, psychologische, ja manchmal sogar therapeutische Arbeit ziemlich erschöpft und es guttut, sich mit Kollegen darüber austauschen zu können, was einem zu Herzen ging. Wir betreuen Menschen, die vom Altersunterschied unsere eigenen Eltern sein könnten! Und wir werden im besten Fall auch andersherum von Ihnen so akzeptiert, dass sie sich uns mit ihren Problemen und Sorgen anvertrauen, uns die Wahrheit erzählen, warum sie heute besonders traurig sind oder sich einsam fühlen. Das ist ein **VERTRAUENS-VERHÄLTNIS**, das man im Job mit den Leuten aufbaut, die man betreut! Solch ein Vertrauen lässt sich allerdings weder erzwingen noch erkaufen, es entwickelt sich automatisch allmählich mit jeder Schicht, mit jedem Wiedersehen, mit jeder Situation, in der man nicht krampfhaft versucht, das Programm durchzuziehen, das auf dem Wochenplan vom Vorgesetzten vorgegeben wird, sondern sich auf das konkrete Geschehen einlässt, das man **in der realen Situation** vorfindet, in die man mit seinem Angebot hineinplatzt. Du siehst irgendwann schon auf Entfernung, dass ein Bewohner in einer kritischen Verfassung ist, Du kennst seine Mimik, den Ausdruck in seinen Augen, das Schweigen, das ihn normalerweise nicht umhüllt. Und Du gehst dann nicht zu ihm hin und posaunst laut aus: *"Hallo, Frau X, was für ein schöner Tag heute, die Sonne scheint, und Sie waren anscheinend beim Frisör? Haben Sie die Jacke selber gestrickt?*" STOP!!! Setz Dich einfach nur aufmerksam schweigend dazu, gib dem Mensch vielleicht eine Hand zur Begrüßung, aber streck sie ihm langsam auf Augenhöhe hin, damit er genug Zeit hat, Deine Anwesenheit überhaupt zu bemerken und sich auf die Begrüßung einzulassen, sag ein liebevoll mitfühlendes *"Hallo"* dabei ohne großartiges Pipapo, und dann WARTE erstmal so lange, wie der Bewohner braucht, um sich zu öffnen und Dir anzuvertrauen. Sei ganz bei ihm, lass Dich nicht von den herumschwirrenden Pflegern und der Hektik ablenken, die währenddessen durch das Piepsen der Alarmschellen an Zimmertüren entsteht. BLEIB SITZEN, ENTSPANN DICH UND SEI GANZ WACHSAM FÜR DIE ATMOSPHÄRE an dem Platz, den der Bewohner auswählte. Das ist der Tempel, den Du betrittst und der Gottesdienst, der gefeiert wird. Hier findet das wahre Gebet des Lebens statt. Hier IST das echte Leben! Vertrau darauf, dass die Kollegen auch wissen, was Du da gerade tust und Deine Arbeit respektieren. Viele alte Menschen sind dankbar für kleine zärtliche Berührungen, werden sogar gerne geknuddelt oder kumpelhaft an der Schulter berührt. Das sind aber keine Pauschalrezepte, sondern erfordern das richtige Einfühlungsvermögen und das bereits aufgebaute Vertrauensverhältnis, um kleine Wunder auch nebenbei (quasi gemäß der integrativen Validation) bewirken zu können. Körperkontakte aus purer Liebe im Sinne von ehrlicher Zuwendung werden im Alter bei vielen leider immer seltener. Lebenspartner sind oftmals verstorben und der Kontakt zu den Verwandten ist nicht unbedingt so herzlich, wie man sich das wünschen würde. Die Kinder und Enkel sind verunsichert, verlegen, überfordert und eher zurückhaltend, weil sie kein Pulverfass aus dem Familienkarma öffnen wollen oder sich einfach aus Rücksicht auf ihren Verwandten bemühen, besorgt nett aufzutreten, als wäre es ein Krankenhausbesuch. Aber nein, das ist kein Krankenhaus, sondern ein Pflegeheim: hier wird gelebt und gefeiert, als wären wir draußen im "echten" Leben; denn HIER **IST** DAS ECHTE LEBEN, die finale Endstation Party. Die Party heisst Weihnachtsdeko, Sommerfest, Bingo, Gedächtnisspiel,

Vorleserunde, Zeitungsrunde, Kreativkreis, Morgenkreis und und und. Das sind die Partys der Senioren und sie sollen gebührend gefeiert werden! Verhalt Dich nicht so, als wärst Du ein Gefängniswärter, sondern sei Freund, Kumpel, hilfsbereiter Nachbar und verständnisvoller Kollege. Ein Bettlägriger freut sich nicht über Deinen Besuch, wenn Du ihm das Gefühl vermittelst, Du sitzt Deine gesetzlich vorgeschriebene Zeit der "Einzelbetreuung" nur bei ihm ab und bemühst Dich krampfhaft um ein Gespräch, ohne seine Biografie und die möglichen Lieblingsthemen überhaupt zu kennen, geschweige denn sein aktuelles Interesse an dem fast unsichtbaren Fleck an der Wand zu bemerken. Warum zeigt er immer wieder und wieder mit dem Finger in diese Richtung und nuschelt unverständliche Worte, als wolle er Dich auf etwas aufmerksam machen. Schau doch mal hin! Halt Dein Ohr in seine Nähe und sag ihm in normalem netten Tonfall: *"Ich kann Sie leider so schlecht verstehen, aber ich habe das Gefühl, dass Sie mir irgendwas sagen und zeigen wollen. Mal sehen, ob ich es vielleicht verstehe, wenn ich mir Mühe gebe und Ihnen die Chance gebe, sich mit Ihren Möglichkeiten auszudrücken."* Dabei sitzt Du neben ihm, wirst dann ganz leise und tauchst in die Atmosphäre des Zimmers ein. Dann folgst Du der Richtung, in die sein erhobener Finger zeigt und benennst alles, was Dir dort auffällt. *"Da steht eine Vase mit frischen Blumen auf dem Tisch. Die wurden von jemandem mitgebracht! Die Sprudelflasche ist leer, ich hole nachher eine neue. Dahinter hängt das Gemälde mit der Landschaft an der Wand, wo Sie früher wohnten. Daneben ist die weiße leere Wand."* Ganz genau: da ist nur die weiße Wand. Nichts zu sehen außer weiße Wand. Weiße Wand. Weiße

Wand.

Weiße

Wand.

Weiße

Wand.

UND EIN UNSICHTBARER FLECK!

4. KAPITEL

Das ist der großartige Augenblick, auf den ich von Anfang an schon hinaus wollte! Du hast endlich das Mikrothema gefunden, das diesen Mensch **in diesem Moment** beschäftigt. Es ist sein Thema. Nicht Deins. Du brauchst überhaupt nicht zu verstehen, warum es ihn in diesem Moment beschäftigt, es genügt, dass Du es als sein Thema akzeptierst. Denn Du hast diese wundervolle Aufgabe, ihn zu BETREUEN anstatt zu beschäftigen! Du bist kein Beschäftigungstherapeut, der die Leute wie Babys betüddeln soll! Du hast das Recht und die menschliche Pflicht, FÜR IHN in diesem Moment da zu sein und dafür zu sorgen, dass das, was ihn genau jetzt berührt und bewegt, irgendwie kommuniziert werden kann. Diese heilige Kommunikation als **Kommunion der Empathie** zu feiern, ist ein Geschenk des Lebens an Euch beide! Es gibt in diesem Moment niemanden außer Euch, Ihr seid die heiligen Kinder Gottes, die jetzt in dem Tempel der Gegenwart zusammensitzen und diesen unsichtbaren Fleck an der weißen Wand thematisieren. Das ist der Fleck, um den es geht. Das ist das echte Leben. Das Schicksal. Das Abenteuer. Das unendliche Rätsel. Die mystische Schatztruhe, die es behutsam zu öffnen gilt: DER WEIßE FLECK AN DER WEIßEN WAND! Schau ihn Dir einmal aus nächster Nähe an, um den bettlägrigen Tattergreis* ein bisschen besser zu verstehen und zu erkennen, dass er in diesem Moment Dein Meister ist:

HIER IST DOCH NICHTS !?

Wenn Du da an der Wand **nichts** entdeckst, hast Du schon alles gefunden, was Du benötigst, um dem Bewohner zuzuhören und in seine Gefühlslage einzutauchen. Lass Dich von diesem unglaublichen NICHTS leiten, lass es in Deinem Kopf überhand nehmen, lass alle anderen Gedanken beiseite und füll Dich randvoll mit dem Nichts aus, das Du dort an der Wand sehen kannst. Ein virtueller Fleck, eine unsichtbare Stelle an einer weißen Wand. Das ist sooooo dermaßen dada, hurz und bescheuert, dass sie Dir in der Ausbildung nichts dazu sagen können, weil das wissenschaftliche Fundament, auf dem die Theorie der Betreuungskraft fußt, diese viel tiefere **Kraft der Betreuung** nicht fassen kann, ohne in eine andere Disziplin überzugreifen, die in unserer kapitalistischen Konsumgesellschaft nur ungerne in Betracht gezogen wird: die Spiritualität der ichlosen, leeren Mitte, aus der alles hervorquillt, das ganze Lebenswasser, der Strom der Gegenwart, der Fluss ohne Mündung, das Plätschern des Augenblicks. Diese permanente MEDITATION habe ich als die wichtigste Kompetenz im beruflichen Alltag erlebt, die mir die Tore zu den seelischen Abgründen der Menschen geöffnet hat, und dadurch das wichtigste Werkzeug zum richtigen Umgang mit diesen hilfsbedürftigen Zeugen einer anderen Epoche wurde. Ich habe so wundervolle Gespräche führen dürfen, so großartige Momente der Offenbarung privater Lebensweisheiten erlebt und die Erleichterung dieser Menschen, wenn sie sich Jemandem anvertrauen dürfen, ohne gleich in die Psychiatrie eingewiesen zu werden, als suizidal oder depressiv abgestempelt zu werden, nur weil sie an schlechten Tagen mal äußern, dass sie vom Leben genug haben. Diese Senioren sind durch ihre Schicksale im 2.Weltkrieg traumatisiert, aber sie sind keine Babys, die von uns "betreut" werden müssen, sondern starke, interessante Charaktäre, die lieber selbständig wären als zum Pflegefall zu mutieren. In zahlreichen Kriseninterventionen, aber auch in sämtlichen unproblematischen Situationen des höflichen, netten Umgangs miteinander erlebte ich, dass meine **Fähigkeit zu warten** (und dabei eine empathische Ausstrahlung zu verströmen) zu ganz unerwarteten Lösungen führt, wenn sich der Bewohner nicht unter Druck gesetzt fühlt, sondern einfach von selbst irgendwann anfängt, über das tieferliegende Problem zu reden, das ihn belastet und zu seinem alarmierenden "herausfordernden" Verhalten beiträgt. Ich kann hier an dieser Stelle nicht all die vielen Kommunikationstricks aufzählen, die man in solchen Momenten benutzt, da es sich auch um **eine gewisse Magie** handelt, ob und wann und wieso der eine Trick hin und wieder klappt und man in einer anderen, ähnlichen Situation völlig versagt und heilfroh ist, wenn ein Kollege geholt wird, auf den der demente Bewohner besser anspricht. Es gibt so viele Faktoren, warum manche Nervenaufreibung in nur wenigen Minuten beruhigt werden kann und sich eine andere über den ganzen Tag hinzieht. Ein Bewohner kann durchaus auch Lieblingsbetreuer haben, an deren freien Tagen die anderen hoffen, genau diesen Bewohner nicht validieren zu müssen. Aber eines wurde mir klar: die Lebensqualität der Senioren verbessert sich nachhaltig, wenn ich mit all meiner Offenheit, Neugier und Geduld in ihrem eigenen Schneckentempo bei ihnen bin. Und bei ihnen bleibe. Bis sich der Knoten fast von alleine löst. Denn die Anwesenheit des Betreuers, die **reine Anwesenheit** ohne den ganzen Beschäftigungsklimbim ist die allererste Voraussetzung für eine

GELUNGENE BEGEGNUNG.

Bin ich nicht wirklich anwesend, sondern in Gedanken woanders (zum Beispiel mit der Vorbereitung eines zeitnahen Gruppenangebotes beschäftigt), spürt das der Bewohner recht schnell und wird noch nervöser, weil er seine Hilflosigkeit selber spürt, sich allein gelassen fühlt, im Stich gelassen, nicht ernst genommen, und dann erst so richtig aufdreht! Du tust Dir selber daher einen Gefallen, um Dir die Arbeit zu erleichtern, wenn Du das Zeitlupenbewusstsein einschaltest und für den Moment des Problems DIE DREI BASISBEREITSCHAFTEN DER **"ERLEUCHTETEN AFFEN"** beherzigst, um die Balance des Bewohners wieder herzustellen, wovon auch der Nachtpfleger profitiert.

Die folgenden Texttafeln mit lexikalischen Erläuterungen der drei Begriffe habe ich bereits vor einem Jahr [also 2019] für Instagram produziert, als mir die Idee zu dem Buch kam. Aber mir fehlte damals während der Dienstzeit noch die nötige Muße für das gesamte Buch.

NACHTRAG 2025: Seit Sommer 2023 habe ich das Glück, als Chauffeur für Trauergäste des Düsseldorfer Nordfriedhofs mit Personalschlüssel 1:1 oder maximal 1:4 (statt skandalösem 1:20 im Heim!) zu arbeiten, da ich Leute, die nicht gut laufen können, in einem Auto zum Grab befördere, was sehr häufig bis zu 25 Minuten dauert, weil der Fußweg ab Kapelle bis zu den Urnenfeldern an der Piwipp extrem lang ist. Meine Fahrgäste sind meistens Ü80, sodass bei Redebedarf berührende Gespräche entstehen, während wir mit 4 km/h hinter der restlichen Trauergemeinde her tuckern...

"INTEGRATIVE EMPATHIE"
(DIE DREI ERLEUCHTETEN AFFEN)

Drei Basisbereitschaften sollten Betreuungskräfte im Umgang mit den Senioren im Heim entwickeln:

1) OFFENHEIT - statt 🙊

2) GEDULD - statt 🙉

3) NEUGIER - statt 🙈

Ausführliche Erläuterungen folgen...

"INTEGRATIVE EMPATHIE"
(DIE DREI ERLEUCHTETEN AFFEN)

Drei Basisbereitschaften sollten Betreuungskräfte im Umgang mit den Senioren im Heim entwickeln:

1) OFFENHEIT
2) GEDULD
3) NEUGIER

zu 1) Spür Deine OFFENHEIT

"Offenheit" klingt so banal: *"Öffne Dich!"* – und Du wirst die Wahrheit erfahren??? Leicht bewerten wir die Realität durch Projektionen, die sich durch Erziehung+Erfahrungen bilden. "Man" pauschalisiert alles anstatt sich spontan auf all das einzulassen, was genau **j e t z t** gerade passiert... Da hilft nur LEER MEDITIEREN, um für den Sinn und Zweck der Welt (anstatt die eigene Vorstellung) bereit zu sein: *"Wer bist DU?"* (nicht ICH) fragt die Offenheit den Anderen und begegnet dessen Anderssein mit Wohlwollen.

zu 2) Spür Deine GEDULD

"Geduld, Geduld!" ermahnt sich die zitternd schwitzende Unsicherheit, aber reagiert doch voreilig anstatt den Anderen in DESSEN Tempo mit DESSEN Anliegen zu respektieren. Sind wir mit uns selbst geduldig? Oder geht uns alles viel zu langsam? Ertragen wir PAUSEN zwischen einzelnen Sätzen im Gespräch und die LÜCKEN in Handlungsabläufen? Muss alles *"reibungslos"* funktionieren? Oder erlauben wir uns endlich selber zu **w a r t e n** , bis der nächste Schritt VON ALLEINE geschieht?

zu 3) Spür Deine NEUGIER

Neugierig sind wir, wenn Rätsel zu lösen sind, aber JEDE Situation hat sogenannte *"blinde Flecken"*, also Geheimnisse, die wir nicht bemerken, solange wir uns mit dem Status Quo begnügen anstatt AKTIV VISIONÄR zu kommunizieren, um das geheime *"schlummernde Potenzial"* herauf zu beschwören! Erweck das schlafende Lied* in den Dingen, bring den Staub zum Leuchten, trau Dich gutgelaunt über den Schatten zu springen:
werde **s e n s i b e l** & detailverliebt!

**gemäß Joseph von Eichendorff*

🙊 oder

OFFENHEIT

Spür Deine 1) OFFENHEIT - statt 🙊

"Offenheit" klingt so banal: "Öffne Dich!" - und Du wirst die Wahrheit erfahren??? Leicht bewerten wir die Realität durch Projektionen, die sich durch Erziehung+Erfahrungen bilden. "Man" pauschalisiert alles anstatt sich spontan auf all das einzulassen, was genau j e t z t gerade passiert... Da hilft nur LEER MEDITIEREN, um für den Sinn und Zweck der Welt (anstatt die eigene Vorstellung) bereit zu sein: "Wer bist DU?" (nicht ICH) fragt die Offenheit den Anderen und begegnet dessen Anderssein mit Wohlwollen.

🙉 oder

GEDULD

Spür Deine 2) GEDULD - statt 🙉

"Geduld, Geduld!" ermahnt sich die zitternd schwitzende Unsicherheit, aber reagiert doch voreilig anstatt den Anderen in DESSEN Tempo mit DESSEN Anliegen zu respektieren. Sind wir mit uns selbst geduldig? Oder geht uns alles viel zu langsam? Ertragen wir PAUSEN zwischen einzelnen Sätzen im Gespräch und die LÜCKEN in Handlungsabläufen? Muss alles "reibungslos" funktionieren? Oder erlauben wir uns endlich selber zu w a r t e n , bis der nächste Schritt VON ALLEINE geschieht?

🙈 oder

NEUGIER

Spür Deine 3) NEUGIER - statt 🙈

Neugierig sind wir, wenn Rätsel zu lösen sind, aber JEDE Situation hat sogenannte "blinde Flecken", also Geheimnisse, die wir nicht bemerken, solange wir uns mit dem Status Quo begnügen anstatt AKTIV VISIONÄR zu kommunizieren, um das geheime "schlummernde Potenzial" herauf zu beschwören! Erweck das schlafende Lied* in den Dingen, bring den Staub zum Leuchten, trau Dich gutgelaunt über den Schatten zu springen: werde s e n s i b e l & detailverliebt!
(*gemäß Joseph von Eichendorff)

NACHWORT MIT STERNCHEN*

Was bleibt noch zu sagen? Ich freue mich, dass Du das Buch bis zum Ende mit mir durchgehalten hast. Ist dir bewusst, welches Risiko ich als Autor hier eingegangen bin? Ich habe mich ziemlich weit aus dem Fenster gelehnt und den Mut aufgebracht, über Dinge zu sprechen, die ich bislang immer nur mit mir selbst abgemacht hatte. Wie oft kam ich von einer Schicht heim und war so aufgewühlt von dem Erlebten, dass ich eigentlich gerne mit Dir darüber geredet hätte. Aber ich konnte es selber zunächst nicht richtig benennen, mir fehlten die passenden Worte. Und leider kann man ja auch nicht mit Jedem über so spinnerte Dinge reden, die sich beinahe paranormal anfühlen, wie die "Magie" des Augenblicks. Apropos spinnert: die respektlosen Wörter mit Sterchen sollen andeuten, wie leichtfertig wir mit unseren Ältesten umgehen, wenn wir nur die senile* Oberfläche betrachten. Außerdem unterschätze man nie den selbstironischen Humor eines Dementen :-)

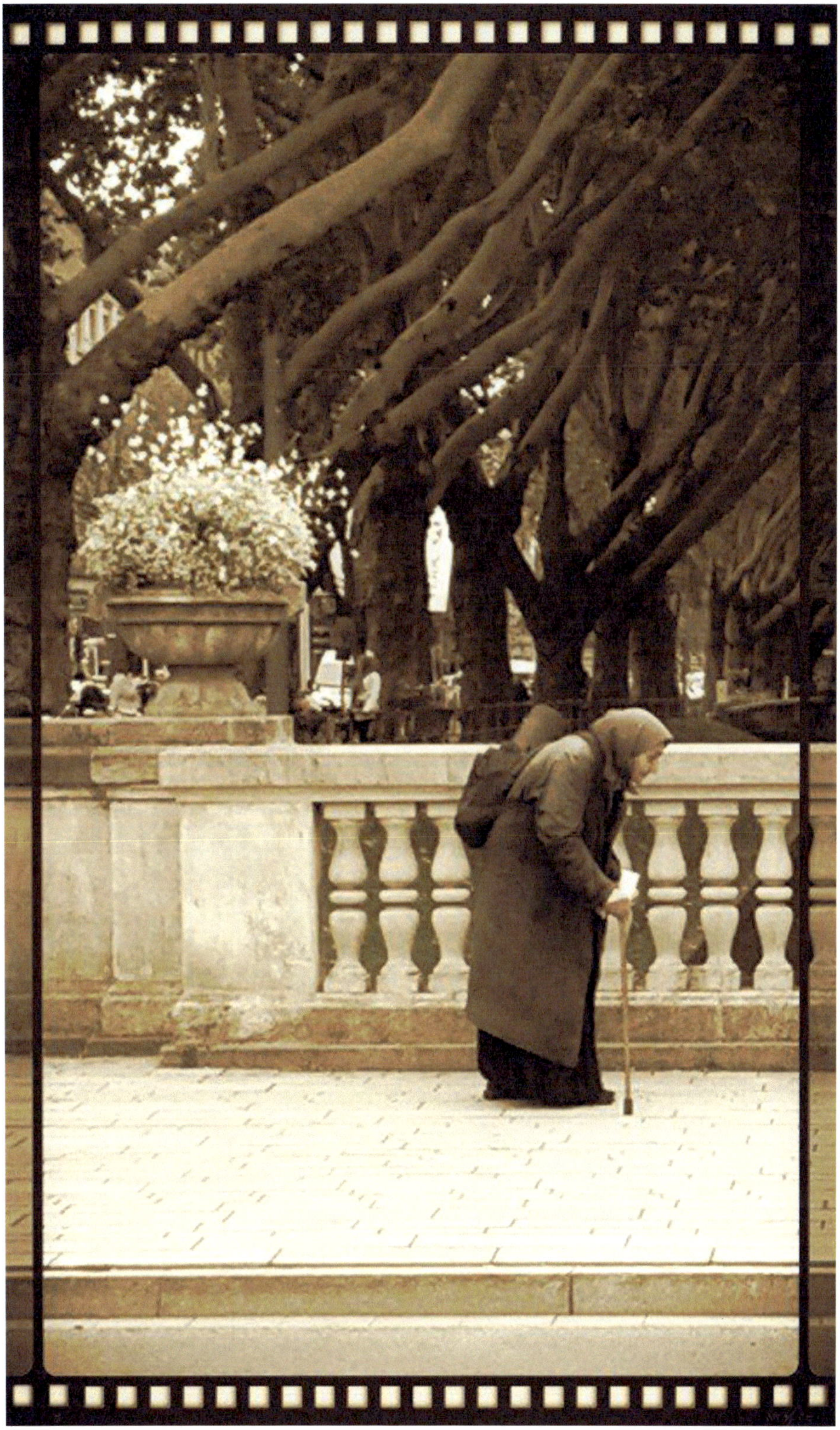

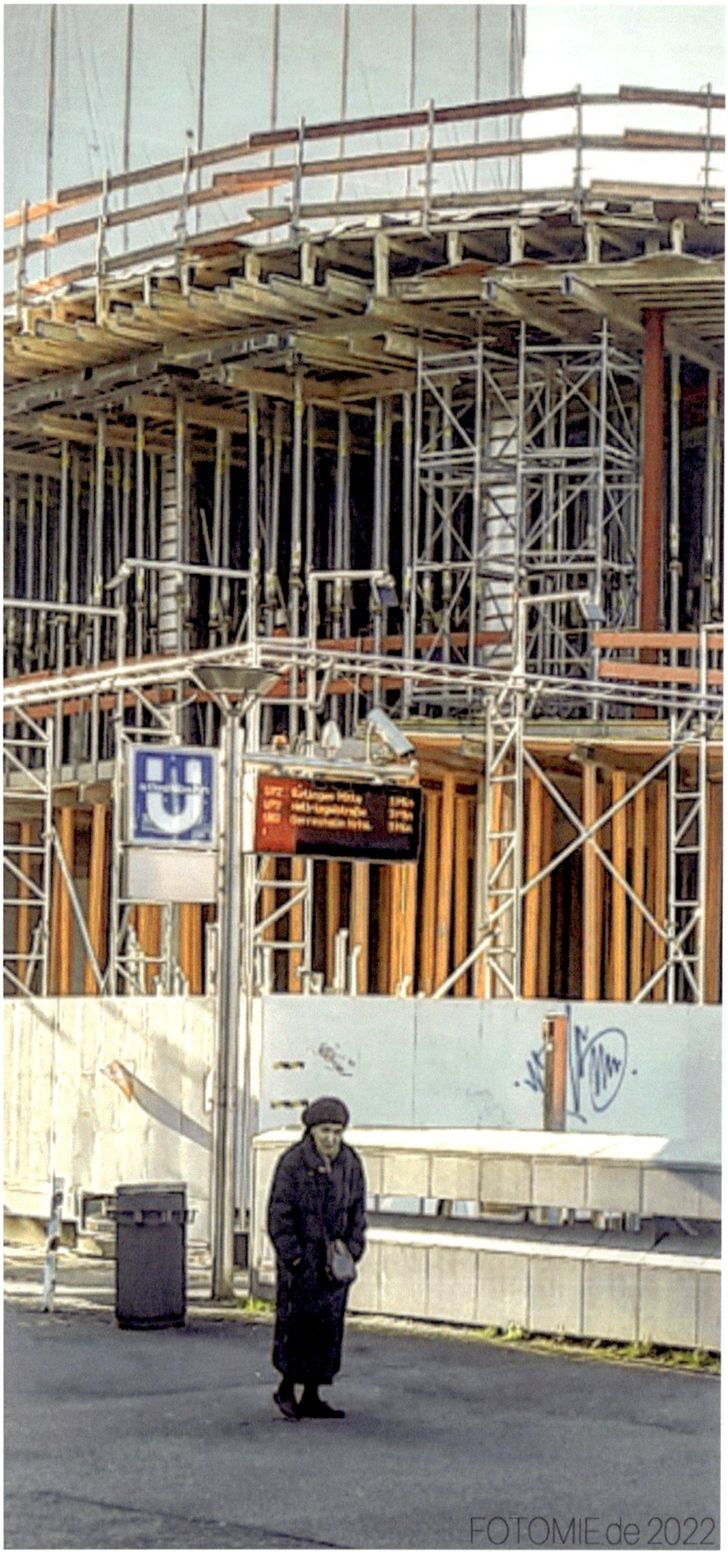
FOTOMIE.de 2022

GASTBEITRÄGE

Die folgenden Beiträge wurden mir nicht nur freundlicherweise von den Autoren zur Verfügung gestellt, da sie die angeschnittenen Themen umkreisen, sondern zum Teil sogar exklusiv für dieses Buch geschrieben!

VIELEN DANK DAFÜR ALLEN BETEILIGTEN:

Harald Sack Ziegler
(HaraldSackZiegler.de)
RoN Schmidt (RoNtotal.de)
Christian Holzapfel (RuheEnergie.de)
Tanja Lulu Play Nerd (KunstYoga.de)
Oskar Kabel (PoesieSalon.de)
Pier Zellin (NullYoga.de)
Der Digitalpoet (VisuellePoesie.at)

Harald Sack Ziegler

Alle Menschen

Alle Menschen werden älter.
Alle Menschen werden gleichzeitig alt.
Jeden Tag, jede Stunde, pro Minute, pro Sekunde
werden alle Menschen gleichzeitig alt.
Ab jetzt oder jetzt oder jetzt oder jetzt oder jetzt
werden alle Menschen gleichzeitig alt.
Das stimmt so, wenn man mal d'rüber nachdenkt
Werden alle hier gleichzeitig alt.
Immer älter, älter, älter, älter, älter, älter, tot
geboren werden , älter, älter, älter, älter, tot
geboren werden , älter, älter, älter, älter, tot
geboren werden , älter, älter, älter, älter, tot
Alle Menschen werden älter.
Alle Menschen werden gleichzeitig alt.
Jeden Tag, jede Stunde, pro Minute, pro Sekunde
werden alle Menschen gleichzeitig alt.
Egal ob sie jetzt 7, 12, 24, 32, 48, 70 oder 80 sind
oder ob sie gerade auf die Welt kommen,
alle werden gleichzeitig alt.
Alle Menschen werden älter.
Alle Menschen werden gleichzeitig alt.
Jeden Tag, jede Stunde, pro Minute, pro Sekunde
werden alle Menschen gleichzeitig alt.
Ab jetzt!

RoN Schmidt

WIEDER EINE NACHT

WIEDER
EINE NACHT
AN EINSAMKEIT GESTORBEN
IMMER NOCH
VOLL ANGST
DAS EWIG ALTE KIND
DER MORGEN HELL
DOCH OHNE LEBEN
EIN SCHWARZES HERZ
IN ENGER BRUST
ACH WÄR ICH WIRKLICH
LÄNGST VERGESSEN
ACH WÄR ICH WIRKLICH
GANZ ALLEIN
ACH WÄR ICH NUR
ACH WÄR ICH NUR
UND
DANN
SINGT SICH
EIN VOGEL
DURCH DEN NEBEL
IN TAUSEND FARBEN
SPRÜHT DAS LICHT
EBEN NOCH
SO SCHWERE FRAGEN
HABEN PLÖTZLICH
KEIN GEWICHT

Christian Holzapfel, Juli 1993

Die Gemeinschaft der Schwachen

Es gibt eine kleine Gemeinde, eine heimliche Gemeinde von Menschen, die sich nicht kennen, die sich dennoch verstehen. Diese Menschen sind überall auf der Erde. Diese Gemeinde ist schwach und dennoch lebensfähig. Sie ist dazu bestimmt schwach zu bleiben – und dennoch erkennst du die Menschen dieser Gemeinde überall.

Grüßt dich einer ohne besonderen Grund freundlich, hält ein Autofahrer zurück, prescht nicht rücksichtslos vor, sondern lässt dich als Fußgänger oder Radfahrer über die Straße, bleibt einer bescheiden im Hintergrund – dann bist du sicher, er gehört zu dieser heimlichen Gemeinde. Gibt er der Verkäuferin die Mark zurück, die sie ihm zu viel ausbezahlt hat – er gehört zur Gemeinde.

An diesen kleinen warmherzigen Dingen erkennst du die Gemeinde. Sie hat überall auf der Erde ihre Mitglieder, in allen Ländern, Menschen aller Völker und Glaubensbekenntnisse gehören ihr an. Diese Gemeinde nimmt jeden auf, der zu ihr findet. Sie ist schwach, hat keine Macht, weder wirtschaftlich noch politisch oder gar militärisch. Ihr gehören Greise und Kinder an. Sie wird ewig schwach bleiben, aber sie wird ewig bleiben. Sie wird durch die Jahrtausende immer wieder auf der ganzen Erde Mitglieder finden. Die Menschen dieser heimlichen Gemeinde sind nicht stolz ihr anzugehören. Die meisten wissen gar nicht, dass sie dazugehören, und dennoch bilden sie eine Gemeinschaft, sind die Hoffnung der Zukunft der Menschheit.

Nicht die großen Taten gehen von ihr aus, sondern die kleinen unmerklichen Dinge, die das Leben auf dieser Erde unter Menschen lebenswert machen.

Tanja Lulu Play Nerd

geduldsfaden

auftragsgedichte erfordern disziplin und eine gehörige portion urgeduld mit dem eigenen geistigen flow auf der glitschigen zeitschiene der mehrdimensional durcheinander gewirbelten weltgedanken bis sich die wut und der ekel über die reichen und mächtigen so weit beruhigt daß es möglich wird einen einzigen kleinen klitzekleinen mikrogedanken dem strom des bewusstseins zu entreißen und auf dem monitor mit 200% zoom aufleuchten zu lassen was aber noch lange nichts daran ändert daß wir trotz aller bemühter literatur nur nach strich und faden dazu verführt werden den talkshowbluffmastern und anderen stimmungsmachern mehr zu vertrauen als unserer inneren ruhe die spürt was sich in diesem moment absolut richtig anfühlt oder der zwanghaften doppelmoral panischer fakenews folgt

*Aus der Gesamtwerkausgabe **"LYRIKVIRUS"**, BoD 2025*

Aus dem Debutband, BoD 2020

"hoaxlyrik – 20 egomorphe effekte"

oskar kabel [16. dezember 19]

0018

fast. alle körperzellen. nach 7 jahren.
komplett. ausgetauscht. fast. alle.
organe. rundumerneuert. sogar. das.
herz. und. die nieren. die lunge. und.
das gesicht. alles. neu. alles. ich. alles.
derselbe. mensch. und doch. nichts.
von dem gestrige n fleisch. außer:
die hirnzellen. s y a psenstrom. das.
bewussts e i dieselbe. materie. bis.
zum bittere n. ende. neuronenkraft.
ohne alterung. ohne klonprogramm.
die gedanken. sind. frei. vom verfall.
das gedächtnis. besteht. aus. den.
selben molekülen. wie zur geburt. ich.
erinnere. mich. an das ganze. gelebte.
fremdkörpergefühl. aus erster hand.

Pier Zellin

GEMEINSAM STATT GEDULDIG

Geduld? – gibt es ebenso wenig wie Ungeduld! Denn dazu bedarf es eines distanzierten Beobachter-Egos, das sich als ungeduldig oder geduldig (mit "sich" oder "etwas") empfindet. Wo aber keine Person ist, die glaubt, aus einem "eigenen" (freien) Willen heraus zu handeln, da gibt es auch keine Gemütszustände, die LEBEN interpretieren. In Wahrheit hängt alles mit allem nicht nur nahtlos zusammen, sondern ERFINDET sich sogar gegenseitig: die Wirklichkeit bedingt sich GEMEINSAM in jedem Augenblick durch alle Elemente, die sich ineinander spiegelnd entstehen.

Der Digitalpoet

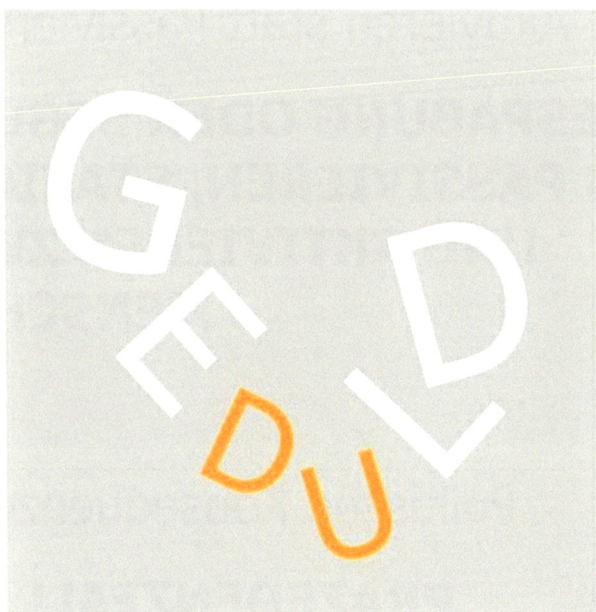

VisuellePoesie.at

Teil 2

Ungekürzter Originalessay (2021):

AKTIVE NEUTRALITÄT ALS VALIDATIONSTECHNIK

(Die Kurzversion erschien als EXPERTEN-TIPP im Altenpflege-Magazin "Aktivieren", Mai 2022)

Aktivieren statt Passivieren (2022):

BESPAßUNG ODER BEGEGNUNG? (VOM PASSIVIEREN, STATIONIEREN UND AKTIVIEREN ZWISCHEN MENSCH & MDK)

Politische Konsequenzen (2020):

PRÄZEDENZFALL 6060/20 #BETREUXIT (Pflexit der Betreuer)

AKTIVE NEUTRALITÄT ALS VALIDATIONSTECHNIK

Wie leere "Spiegelgespräche" als Balsam für die Seele wirken

In meiner künstlerischen Jugend (ich gehöre inzwischen zu den Ü50ern) faszinierte mich das Buch *"Aktive Neutralität"* von Joseph Beuys schon allein wegen des Titels, aber ich ahnte damals nicht, dass das zu meiner Lieblingsmethode in der biografisch orientierten Betreuung dementer Senioren werden könnte. Dann las ich *"Der leere Spiegel"* von Janwillem van de Wetering, als mir keine Religion mehr Antworten auf meine Sinnfragen gab, und bemerkte dadurch im Selbstversuch, dass ich keine letzte, eigentliche, absolute Identität aus meinem Gesicht herauslesen konnte: da waren nur wechselnde Masken über einem unendlichen Loch!

Warum ich so weit ausholen muss, um über meine heutige Arbeit in Pflegeheimen zu sprechen, wird schnell klar, wenn man als Laie nur einmal aus Neugier eine Schicht mit einem Betreuer mitläuft: der Laie würde in den wenigsten Situationen verstehen, warum ich mich so verhalte, wie ich es tue, weil es sich oft völlig entgegengesetzt zu dem anfühlt, wie wir im normalen Alltag als Nicht-demente miteinander kommunizieren. In dem Wort K...om...munikation steckt das Meditationsmantra **"OM"**, das meine Version der sogenannten *"Integrativen Validation"* auszeichnet, auf die sich im Grunde die gesamte wissenschaftliche Theorie der Betreuung reduzieren lässt; denn sämtliche Ansätze (von u.a. Naomi Feil, Nicole Richard, Tom Kitwood, Carl Rogers und Martin Buber) laufen auf dasselbe hinaus: validieren, validieren, nichts als validieren, validieren ist alles – den Mensch als zu ergründendes Rätsel respektvoll wertfrei ernst nehmen!

Das Om in Deinem innersten Seelenzentrum zu spüren und diese Schwingung der unendlichen Leere durch Dich hindurch fließen zu lassen, ist die perfekte Voraussetzung, um die Heimbewohner nicht mit unzähligen Gruppenangeboten zu bombardieren oder ihnen tausende Fragen nach ihren Bedürfnissen zu stellen (maximal eine einzige eindeutige Frage kann bereits restlos überfordern!), sondern sich zunächst einmal einfach nur leise dazu zu setzen und abzuwarten, was sich in der Kaffee-klatschrunde von alleine entwickelt. Beim genauen Beobachten der Gruppendynamik im Zeitlupentempo der kollektiven Bewusstseinsatmosphäre entstehen allmählich automatisch Reaktionen auf Mikrogesten und Satzfragmente der Senioren, die nicht nur der Vertrauensstiftung dienen, sondern sogar einen Einstieg in die Biografiearbeit ermöglichen. Hinter jeder Maske des spontanen Ausdrucks lauert die gesamte Lebensgeschichte, die sich mir immer tiefer offenbaren kann, wenn ich meine eigene Geschichte/Identität zu Beginn der Schicht abstreife, um mit einem leeren Blick alle Signale zu empfangen, die durch den Raum schwirren. Erst dann bin ich bereit, ohne Leistungsdruck und Erfolgszwang quasi

"progressiv passiv"

zurückzuspiegeln, was passiert oder ausgedrückt wird: ich werde zum leeren Spiegel der aktiven Neutralität!

Als junger Mensch wäre ich nicht dazu fähig gewesen, die eigenen Wünsche, Unsicherheiten und Bedürfnisse hätten das Abwartenkönnen, Zuhören und Nichtprojizieren verhindert. Der eigene Anspruch, sich mit quantitativen Erfolgen zu profilieren und die Angst, nicht genug dokumentieren zu können, was für den MDK nach korrekter seriöser Betreuung aussieht, hätten das Wichtigste meiner jetzigen Arbeit verhindert: die GEDULD aufzubringen, den Mensch in seiner noch so verrückt oder surreal wirkenden Eigenart komplett tabulos anzunehmen anstatt ihn *"zu seinem eigenen Wohle"* verändern zu wollen. Und plötzlich erzählt ein Dementer wieder einige zusammenhängende Sätze, weil ich ihm seelenruhig in die Augen geschaut hatte, als er mir stotternd (laut fluchend oder schüchtern nuschelnd) ein Wort schenkte, und ich das Wort einfach nur freundlich lächelnd mit warmer Stimme im ruhigen Tonfall wiederholte. Nachdem er mir dann zehn Minuten lang sein gesamtes Leben ausbreitete, kommt der manchmal magische Augenblick, wo wir uns liebevoll an den Händen fassen und ich sagen kann: ***"Sie waren eine gute Mutter. Ihre Kinder sind stolz auf Sie. Jetzt brauchen Sie sich keine Sorgen mehr zu machen."*** Und der Mensch schaut mich plötzlich mit weit aufgerissenen Augen erstaunt an, als ob er kurz aus seiner dementen Trance erwacht und sagt sichtlich erleichtert: ***"DANKE."***

Danach kann es geschehen, dass der Nachtpfleger weniger Stress hat, weil dieser Mensch an diesem

Abend weniger unruhig ist. Und am nächsten Tag spüre ich, dass der Bewohner mich noch mehr als eine Vertrauensperson empfindet, obwohl er womöglich krankheitsbedingt weder weiß, wer ich bin, noch daß wir uns gestern unterhielten geschweige denn worüber. Dann erleben wir manchmal dasselbe Gespräch mit der ein oder anderen neuen Nuance zum wiederholten Male, weil dieses Lebensthema bei ihm so dominant ist, dass sein gesamtes Verhalten davon beeinflusst wird. Und mit etwas Glück löst sich wieder für eine Weile der emotionale Knoten bei ihm.

Die Betreuung wird dadurch eine paradoxe Kombination aus Routine und Spontaneität. Und je länger und besser ich einen Bewohner kenne desto

"routinierter spontan"

kann ich ohne Hirnjogging-spiele, ohne Bingo, Domino, Dalli-Klick oder Memory viel mehr Realitätswahrnehmung aktivieren und situative Wachheit erzeugen als das gesamte Gedächtnistrainingsspektakel, das selten so <u>individuell bedarfsgerecht</u> auf den Mensch eingehen kann wie die Geduld des aktiv neutralen Nichtstuns.

BESPAßUNG ODER BEGEGNUNG?
(VOM PASSIVIEREN, STATIONIEREN UND AKTIVIEREN ZWISCHEN MENSCH & MDK)

Drei Charakter-Tendenzen zertifizierter Betreuungskräfte gemäß §43b SGB XI für Senioren in Pflegeheimen lassen sich grob auseinanderhalten: Neurotische, Neutrale und Neugierige

1) NEUROTISCHE:

Diejenigen, die aus Angst davor, etwas falsch oder zu wenig Dokumentierbares zu machen, die Bewohner doppelt *"passivieren"*, indem sie sich einerseits selber auf keine echte, interaktive Begegnung einlassen (durch aktiv-neutrales Zuhören und integrativ-validierende Rückfragen) und andererseits die brutale Bespaßung mit Beschäftigungsangeboten derart übertreiben, dass keine Ruhe zwischendurch einkehrt: sie überrumpeln die Bewohner mit Tischkegeln, zack zack, drei Runden, drehen danach willkürliche Radiomusik laut an, bis das Essen kommt, und spurten aus dem Saal zur neurotischen Zigarettenpause. Diese Art von falsch verstandener **ÜBERBETREUUNG** (die eigentlich eine skandalöse Unterbetreuung ist!) vernachlässigt nicht nur die aktuelle Tagesverfassung der Bewohner und die zu erspürende Gesamtstimmung, sondern unterlässt auch individuelle Biografiearbeit und damit die Ausgangsbasis einer bedarfsgerechten Betreuung. Solche Betreuer fürchten die typische *"gerontologische Stille"* gemischt mit spontanen Äußerungen und arbeiten nur gegen ihre eigenen Urängste an. Sie üben definitiv den falschen Beruf aus, stehen oftmals kurz vor der Rente und haben kein Interesse an einer politischen Debatte über Visionen zur Verbesserung der Gesamtlage! Wenn Du diese Sorte Betreuer fragst, warum ein Bewohner isoliert in der Ecke sitzt, wirst Du nur hören: *"Befehl der Pflegeleitung wegen Aggressionsrisiko!"*, wie ich es selber beim Hospitieren in einem AWO-Heim erlebte. Beide, Pflegeleitung und Betreuungskraft, haben sich nie die Zeit genommen, um das herausfordernde Verhalten des Bewohners zu ergründen.

2) NEUTRALE:

Diejenigen, die alles 100% richtig machen wollen, aber nicht mehr als die Pflichtkür erfüllen, da es ihnen an Empathie und Motivation mangelt. Sie arbeiten nach Vorgabe und Stechuhr, haken alles korrekt in der Doku ab, was getan werden musste, und machen pünktlich auf die Sekunde Feierabend. Am liebsten schieben sie die gesamte Gruppe vor den riesen Monitor und ziehen pro forma digitales Dalliklick als Gedächtnistraining im Eilverfahren durch, ohne auf die erweckten Assoziationen einzugehen, denn dafür reicht weder die Zeit noch ihr Nervenkostüm aus, von der Unfähigkeit zum Multitasking im Gruppengespräch ganz zu schweigen, was ich vom Hospitieren in einer Luxus-Seniorenresidenz selber bezeugen kann. Stattdessen lieben sie die Idee von 10-minütigen oder noch kürzeren Kurzaktivierungen, wissen nur das Nötigste aus der Biographie der Bewohner und stellen demenziell Veränderten geheuchelt gutgemeinte, inhaltlich falsche und zu viele Fragen, weil sie gar keine Antworten abwarten wollen, sondern die vielfältigen gesundheitlich und lebensgeschichtlich bedingten Kommunikationshürden der verunsicherten Menschen nutzen, um sofort wieder zur allgemeinen Tagesordnung überzugehen, nicht ohne mit tröstenden Sprüchen auf die Schulter zu klopfen: *"Nicht wahr, Frau X, wir machen das schon!"* Diese neutral *"stationierende"* **STANDARDBETREUUNG** ähnelt jenen unsensiblen Kollegen aus der Pflege, die aufgrund von Zeit- und Personalmangel wie Dampfwalzen über den Flur rollen, alles wortwörtlich im Hauruckverfahren erledigen und wieder verschwinden, bevor der Bewohner überhaupt den Mund vor Schreck öffnen kann. Sie glauben, die Weisheit für sich gepachtet zu haben und geben Dir das Gefühl, kein Profi zu sein, wenn Du damit anfängst, individuell bedarfsgerecht auf einzelne Bewohner einzugehen, die verzweifelt versuchen, mit Dir zu kommunizieren. Vorsicht: hier erwartet Dich Mobbing!

3) NEUGIERIGE:

Diejenigen, die leider am seltensten vorkommen, aber am dringendsten benötigt werden, weil sie den Senioren den Tag versüßen und sie gar nicht spüren lassen, daß sie *"betreut"* werden! Solche Betreuer brauchen weder Schränke voller Puzzle noch alte Bücher zum Vorlesen, sie bieten kein zwanghaftes Basteln von Deko für Jahreszeiten, Feiertage oder Jubiläen an, sie helfen der Küche nur, wenn das der Essensbegleitung eines Bewohners dient, und lehnen Pflegebefehle ab, weil diese dem gesetzlichen Tätigkeitsfeld nunmal widersprechen. Sie führen bei manchen Vorgesetzten zu Irritationen, weil sie unkonventionell, spontan, kreativ und vor allem nicht gekünstelt auftreten! Für sie steht die wahre Begegnung mit dem Bewohner im Fokus, die automatisch *"aktiviert"* – ALLES ANDERE ist zweitrangig. Schon beim Betreten des Heims verströmen sie ein freundliches Lachen und nette Worte, hören bei der Übergabe neugierig zu, nehmen sogar zusätzlich an der Pflege-Übergabe teil, um wirklich gewappnet zu sein, was sie an diesem Tag erwartet. Es fällt ihnen leicht, in einer einzigen Schicht mehrere Bettlägrige einzeln zu betreuen, weil sie intuitiv vorgehen, spontan der Nase nach: glückliche Zufälle werden genutzt anstatt übersehen, günstige Augenblicke voll ausgekostet anstatt überfordert zu sein, weil irgendein vorgefertigter Plan im Wege steht. Sie sind innerlich gechillt, nicht nur nach außen gutgelaunt, und behandeln die Bewohner nicht wie Maschinen, die geölt werden müssen, sondern als Menschen, die ihre eigenen Verwandten sein könnten. Mit dieser ehrlichen empathischen Art öffnen sie Herzen und traumatisierte Seelen, so dass sich auf magische Weise ein natürliches Vertrauen entwickelt, das zu mehr Wissen und tieferem Verständnis führt. Wenn Du zu dieser Sorte Betreuer gehörst, mein Tipp: **sei nicht naiv, pass auf Dich auf; denn Neid und Missgunst sind Dir sicher, falls weder Kollegen im Team noch Dein Chef selber empathische Idealisten sind. Du bist zu anstrengend und Dein Erfolg beim scheinbar leicht gemachten Aktivieren unerwünscht.** Aber genau Dich braucht die zukünftige Gewerkschaft, um das Berufsbild des Betreuers so zu verteidigen, dass der Bewohner wichtiger ist als der geduldete Versicherungsbetrug etablierter Träger und privater Rendite-Haie.

PRÄZEDENZFALL 6060/20
#BETREUXIT = der Pflexit der Betreuer

Seit Juli 2023 arbeite ich im Personalschlüssel 1:4 bis 1:1 (statt menschenunwürdigem* 1:20 in Pflegeheimen) als Chauffeur für Trauergäste & Grabbesucher auf dem Düsseldorfer Nordfriedhof, nachdem ich bei der **CARITAS** (Heerdt) wegen Kriminalisierung kündigen musste (die Beweismittel, dokumentiert @ COVIDGESETZ.de, sind vor Gericht verfügbar, falls die CBT ihre Unterlassungsklage doch noch wahrmachen sollte: alle Drohungen statt Schmerzensgeld führen lediglich dazu, dass ich weiterhin auf den vertuschten Skandal aufmerksam machen werde!) und bei der diskriminierenden **DIAKONIE** (Benrath) mangels Konfession (Religionszugehörigkeit) nicht eingestellt wurde – ja, so sind die heuchlerisch "wohltätigen" großen Träger tatsächlich.

Lass Dich von der Pflegemafia nicht kriminalisieren! Du weißt, was Du kannst und darfst, der Gesetzgeber ist auf Deiner Seite! **Ich bin 2021 zum BETREUXIT quasi genötigt worden, weil ich bei Vorstellungsgesprächen OFFEN & EHRLICH sagte, dass ich KORREKT arbeite, also mich weder zu hauswirtschaftlichen & pflegerischen Tätigkeiten zwingen lasse noch falsch dokumentiere.** Falls sich zukünftig doch noch Pflegeheime finden sollten, die einen 100% ehrlichen Betreuer brauchen, der die Bewohner NICHT wie Zombies behandelt, sondern sich von ganzem Herzen bemüht, all ihre Restkompetenzen INDIVIDUELL BEDARFSGERECHT zu aktivieren, ~~bin ich bereit, wieder zurück zu kehren~~, falls Lohn & Personalschlüssel mein Arbeitskonzept des integrativ-validierenden ZEITLUPENBEWUSSTSEINS erlauben.

Nach 3 Monaten Recherche und 50 Seiten Email-Korrespondenz bis in die obersten Instanzen sowie dank Bestätigung der WTG, dass in Düsseldorf kein Antrag für das Covid19-Krankenhaus-Entlastungsgesetz vorlag, wurde dem Widerspruch 6060/20 gegen die Arbeitsagentur entsprochen und die ALG1-SPERRZEIT STORNIERT – dadurch besteht ein Präzedenzfall, auf den sich zukünftig andere Betreuer berufen können, um sich von der STRUKTURELLEN PFLEGEMAFIA nicht kriminalisieren zu lassen!

"Ich finde es wirklich sehr schön, dass Sie jede Gelegenheit nutzen, um mit Bewohnern konstruktiv zu kommunizieren und sie so zu aktivieren. Leute wie Sie braucht die Pflege ganz dringend!"

Email vom MDK am 9.7.2020:
Medizinischer Dienst der Krankenversicherung, Qualitätsmanagement

"Ja, leider sieht so der Alltag in der Pflege aus und daran wird sich leider wohl auch so schnell nichts ändern, wenn es noch genug Leute gibt, die es als Arbeitnehmer aus verschiedensten Gründen mit sich machen lassen."

Email vom 6.2.2020 der Arbeitsvermittlung,
Bundesagentur für Arbeit, Düsseldorf

* im Personalschlüssel 1:20 zu arbeiten, bedeutet an einem realen Beispiel dargestellt: in einem Pflegeheim mit 60 Senioren verteilt auf 3 Etagen zu je 20 Bewohnern sind in 1 Schicht nur 2 (nein, nicht 3!) Betreuungskräfte im Einsatz, da 1 davon in Vollzeit arbeitet und 2 weitere in Teilzeit, sodass im Gesamttagesverlauf 3 Betreuer da waren, obwohl in echt nur 2 anwesend sind!

Auszug aus den Richtlinien
zu den Paragraphen § 43b+53b im SGB XI (seit 2017)

"Pflegebedürftige in stationären Pflegeeinrichtungen haben nach Maßgabe von §§ 84 Abs. 8 und 85 Abs. 8 SGB XI Anspruch auf zusätzliche Betreuung und Aktivierung, die über die nach Art und Schwere der Pflegebedürftigkeit notwendige Versorgung hinausgeht. Diese Vorschriften lösen die bisherige, bis Ende 2016 geltende Regelung des § 87b SGB XI a.F. ab. (...) Die zusätzlichen Betreuungskräfte sollen die Pflegebedürftigen betreuen und aktivieren. Zusätzliche Betreuungskräfte sind keine Pflegekräfte. (...) Zusätzliche Betreuungskräfte dürfen weder regelmäßig noch planmäßig in körperbezogene Pflegemaßnahmen sowie hauswirtschaftliche Tätigkeiten eingebunden werden. Maßnahmen der Behandlungspflege bleiben ausschließlich dafür qualifizierten Pflegekräften vorbehalten. Die Einhaltung dieser Vorgaben obliegt der verantwortlichen Pflegefachkraft nach § 71 Abs. 3 SGB XI. Den zusätzlichen Betreuungskräften dürfen bei Hinweisen zur Einhaltung dieser Vorgaben an die Verantwortlichen ***keine Nachteile*** *entstehen."*

www.BETREUUNGSKRAFT43b.de

www.DEMENZYOGA.de

www.LYRIKYOGA.de

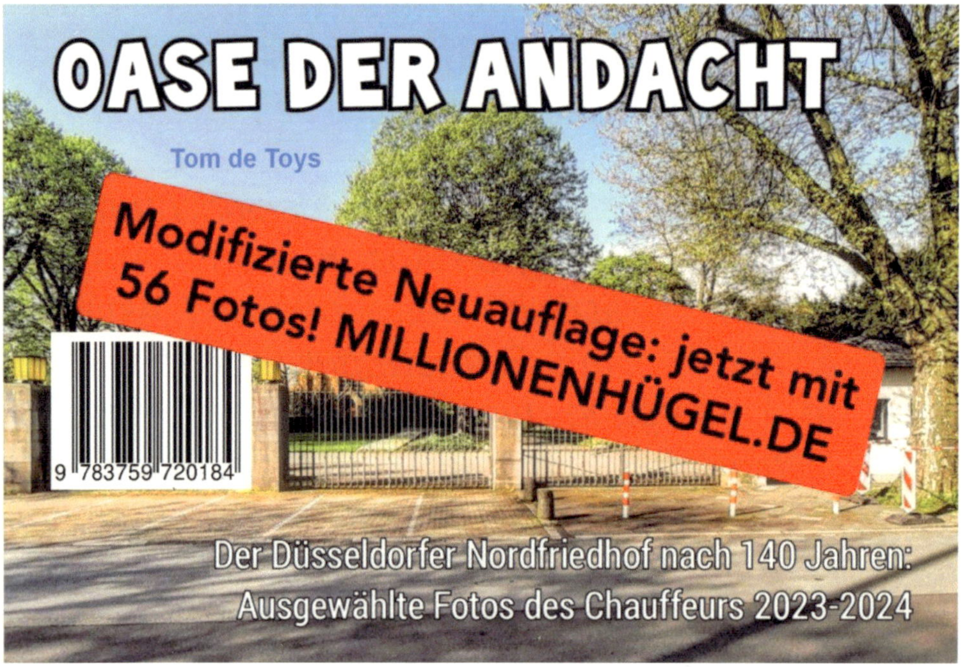

www.POESIEALLEE.de

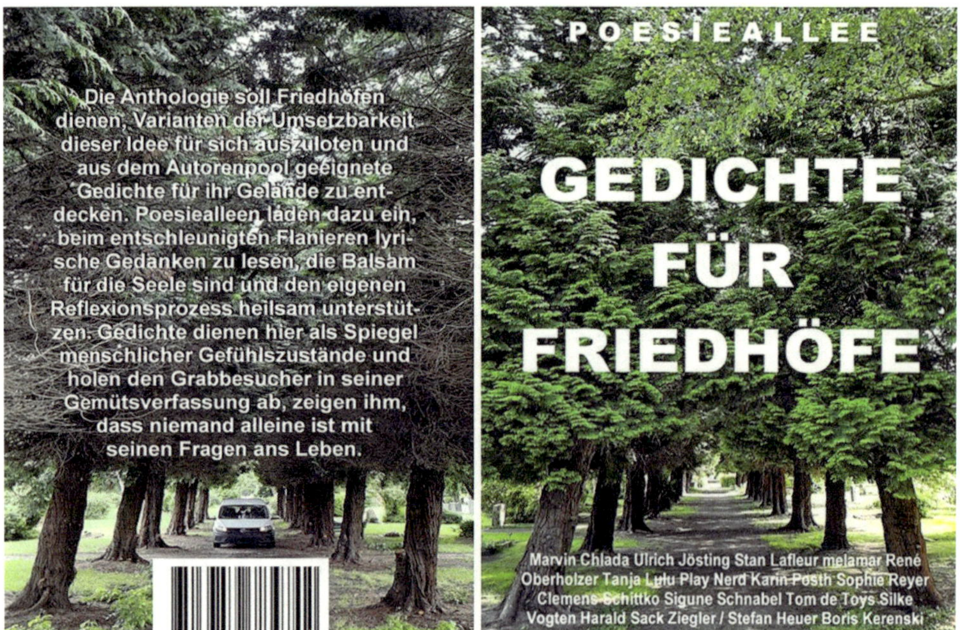

Poet2go.de